L'ARITHMÉTIQUE

NOUVELLE

DANS SA VÉRITABLE PERFECTION,

Où l'on peut, en très-peu de temps, apprendre facilement et même seul, à compter, chiffrer et calculer sans Maître, toutes sortes de sommes, mise dans une facilité toute particulière, qui n'a point encore paru;

SUIVIE

De l'Instruction nouvelle pour se perfectionner à compter en décimales; — Modèles de Lettres missives pour instruire la jeunesse, etc.

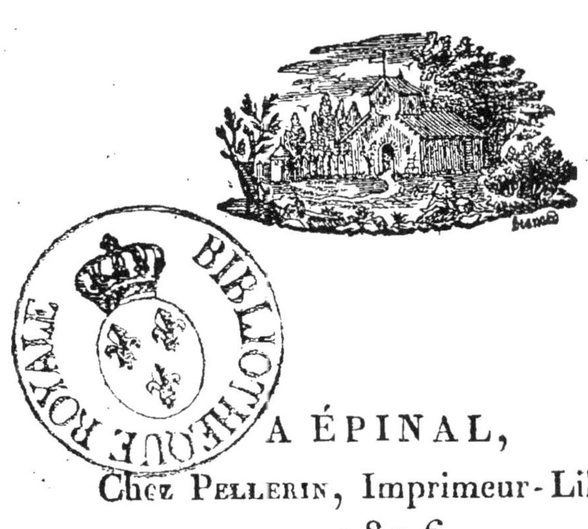

A ÉPINAL,

Chez PELLERIN, Imprimeur-Libraire.

1826.

L'ARITHMÉTIQUE NOUVELLE

DANS SA VÉRITABLE PERFECTION,

Contenant une ample explication de ses principes , par lesquels on peut apprendre à chiffrer , nombrer et calculer toutes sortes de sommes , et régler toutes sortes de comptes. facilement et sans peine , sans le secours d'aucun maître; augmenté du calcul décimal , et de plusieurs règles curieuses et très-brièves.

L'Arithmétique est la science des nombres : le nombre est l'assemblage de plusieurs unités. L'usage de l'arithmétique est de représenter toutes sortes de nombre , les soustraire les uns après les autres , les multiplier les uns par les autres , les diviser ou partager. Elle se pratique par quatre règles , qui sont l'addition , soustraction , multiplication et division , par lesquelles on peut résoudre toutes sortes de questions proposées par ses nombres. Elle se sert de dix caractères différens , qu'on nomme chiffres , dont les neuf premiers portent chacun leur valeur; le dixième , qui est o ou zéro, ne signifie rien lorsqu'il est seul.

L'usage du zéro est d'augmenter la valeur du chiffre qui le précède : un zéro l'augmente par dixaine, deux zéros par centaine, trois zéros par mille , etc.

EXEMPLE. 1 un , 2. deux , 3 trois , 4 quatre , 5 cinq , 6 six , 7 sept , 8 huit , 9 neuf , o zéro , 10 dix , 100 cent.

Mais si , au lieu de zéros , il se trouvait des chiffres significatifs , ils conserveraient leur valeur.

EXEMPLE. 2345 font deux mille trois cent quarante-cinq; ainsi des autres.

TABLE DE NUMÉRATION.

Nombre,	1
Dixaine,	21
Centaine,	321
Mille,	4321

Lorsque l'on veut trouver la valeur de quelque nombre, il faut commencer par

Dixaine de mille,   54321 | le dernier chiffre, en
Centaine de mille,   654321 | rétrogradant de droite
Million,   7654321 | à gauche, et dire nom-
Dixaine de millions,   87654321 | bre, ensuite dixaine,
Centaine de millions,   987654321 | puis centaine, etc. On
verra que la dernière ligne de cette table monte à neuf
cent quatre-vingt-sept millions six cent cinquante-quatre
mille trois cent vingt-un.

Après avoir expliqué les élémens de l'Arithmétique, leur
valeur et l'ordre de la numération, il convient de passer à
l'explication des règles dont la première est l'Addition.

L'Addition est un amas de plusieurs sommes qu'on
ajoute ensemble pour n'en faire qu'un seul total. Exemple.
On me donne à ajouter la somme de 458 l. 13 s. 8 den.
celle de 645 l. 8 s. 4 d., plus celle de 574 l. 14 s. 6 d., et
celle de 380 l. 16 s. 9 d. Voilà comme je les dispose. Je
pose livres sur livres, sous sur sous, deniers sur deniers,
et je commence par le haut de la colonne des deniers ;
puis en descendant, je dis 8 et 4 font 12 et 6 font 18 et
9 font 27 deniers, qui valent 2 s. 3 d. Je pose 3 aux deniers et retiens ces 2 sous que je porte aux sous, disant 3
et 2 de retenus font 5 et 8 font 13 et 4 font 17 et 6 font
23, je pose 3 aux sous et retiens les deux dixaines que je
porte aux dixaines : il y en a 3 et 2 que j'ai retenus font 5
dixaines, qui valent 2 l. 10 s. Je pose 1, sous les dixaines
de sous et retiens les deux livres que je porte aux livres,
commençant par la tête de la dernière file, disant 2 de
retenus et 8 font 10 et 5 font 15 et 4 font 19. Je pose 9 et
retiens 1 qui vaut 10, que je porte aux dixaines des livres,
disant 1 et 5 font 6 et 4 font 10 et 7 font 17 et 8 font 25.
Je pose 5 et retiens 2 qui valent 20, que je porte aux
centaines, disant 2 et 4 font 6 et 6 font 12 et 5 font 17
et 3 font 20. Je pose 0 et 2 que j'avance : la Règle faite,
on voit qu'elle monte à 2059 liv. 13 s. 3 d., comme on
voit par cet exemple.

458 l.	13 s.	8 d.
645	8	4
374	14	6
380	16	9
2059 l.	13 s.	3 d.

Exemple et Preuve.

Pour la preuve de l'Addition après
avoir compté du haut en bas, il faut
compter du bas en haut ; et si la somme
se trouve semblable, la Règle est bonne.

SOUSTRACTION. — *Seconde Règle.*

EXEMPLE.

Dette   456 l

Paie   233

Reste   223 l

Preuve   456

POur soustraire ou ôter un petit nombre d'un plus grand, et pour trouver ce qui reste, il faut mettre vos deux sommes l'une sur l'autre ; savoir : la somme due sur la somme payée ; par exemple, il est dû la somme de 456 l., sur quoi on a reçu celle de 233 l., voilà comme je les dispose. Ayant ainsi disposé mes deux sommes, je commence par le dernier chiffre de la colonne qui est 6, et je dis, de 6 paie 3, reste 3 ; je pose 3 sous le 3 payé, puis en rétrogradant de droite à gauche, je dis de 5 paie 3, reste 2, que je pose aussi sous le 3 du milieu ; puis de 4 paie 2, reste 2 : il reste à payer 223 liv.

La preuve de la Soustraction se fait en ajoutant le reste avec la paie, la preuve doit se trouver semblable à la somme due.

S'il se trouvait un 5 pour payer un 5, ou un 6 pour payer un 6, il faudrait souscrire un o, parce que la paie se trouverait égale à la dette. S'il se trouvait que le chiffre de la dette fût plus faible que celui de la paie, il faudrait emprunter une dixaine sur le chiffre précédent significatif ; s'il se trouvait plusieurs zéros, le dernier vaut 10, ceux qui le précèdent, ne valent que 9, comme on le verra par l'exemple ci à côté. Il faut commencer par le dernier zéro, et dire de rien paie 6 ne peut ; il faut emprunter 1 sur le 6, et mettre un point pour se souvenir de son emprunt, et dire, de 10 paie 6, reste 4, qu'il faut poser sous le 6, et venir au zéro qui le précède, dire de

EXEMPLE.

Dette   6000 l

Paie   4346

Reste   1654 l

Preuve   6000

9 paie 4, reste 5, qu'il faut poser sous le 4, et venir au troisième zéro, dire de 9 paie 3, reste 6, qu'il faut poser sous le 3 et comme on a emprunté un sur le 6, il ne vaut plus que 5, dire de 5 paie 4, reste 1 : reste à payer 1654 liv.

Soustraction par Livres, Sous et deniers.

	EXEMPLE.
Dette	458 l. 9 s 8 d.
Paie	269 10 9
Reste	188 l. 18 s. 11 d.
Preuve	458 9 8

IL faut commencer par les deniers, dire 8 paie 9, ne peut, il faut emprunter un sou, qui vaut 12 deniers, et 8 font 20, dire de 20 paie 9, reste 11, et venir aux sous; mais comme on a pris 1 sur 9, il ne vaut plus que 8, et dire de 8 paie rien, reste 8; et comme il reste une dixaine à payer, il faut emprunter 1 liv. sur le 8, et dire de 2 paie 1 reste 1. Observez toujours que lorsqu'on emprunte, il faut mettre un point sur le chiffre sur lequel vous avez emprunté; et comme vous avez emprunté 1 sur le 8, il ne vaut plus que 7, il faut emprunter 1 sur le 5, et dire de 17 paie 9, reste 8; puis emprunter 1 sur le 4, et dire de 14 paie 6, reste 7; et comme le 4 ne vaut plus que 3 par rapport à votre emprunt, il faut dire de 3 paie 2, reste 1 : il reste à payer 188 liv. 18 s. 11 den.

MULTIPLICATION. — 3ᵉ *Règle.*

MUltiplier est trouver un nombre qui contient autant de fois le nombre à multiplier, qu'il a d'unités au Multiplicateur : son usage est de trouver, par la valeur d'une pièce de marchandise, la valeur de plusieurs. La Multiplication contient trois nombres de différentes nominations : le premier se nomme nombre à multiplier; le second, Multiplicateur ; et le troisième produit, qui est le résultat de la Règle. Mais avant de donner aucun exemple d'icelle, il est bon de faire précéder la Table de Multiplication, qu'il faut savoir par cœur, non-seulement pour la Multiplication, mais aussi pour la Division.

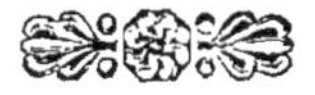

TABLE DE MULTIPLICATION.

2 fois	2 font	4	4	5	20	6	12	72
2	3	6	4	6	24	7 fois	7 font	49
2	4	8	4	7	28	7	8	56
2	5	10	4	8	32	7	9	63
2	6	12	4	9	36	7	10	70
2	7	14	4	10	40	7	11	77
2	8	16	4	11	44	7	12	84
2	9	18	4	12	48	8 fois	8 font	64
2	10	20	5 fois	5 font	25	8	9	72
2	11	22	5	6	30	8	10	80
2	12	24	5	7	35	8	11	88
3 fois	3 font	9	5	8	40	8	12	96
3	4	12	5	9	45	9 fois	9 font	81
3	5	15	5	10	50	9	10	90
3	6	18	5	11	55	9	11	99
3	7	21	5	12	60	9	12	108
3	8	24	6 fois	6 font	36	10 fois	10 font	100
3	9	27	6	7	42	10	11	110
3	10	30	6	8	48	10	12	120
3	11	33	6	9	54	11 fois	11 font	121
3	12	36	6	10	60	11	12	132
4 fois	4 font	16	6	11	66	12 fois	12 font	144

Exemple où le Multiplicateur n'est que d'un chiffre.

EXEMPLE.
68 aunes
à   7 fr.
____
476 fr.

UN tailleur a acheté 68 aunes de drap, à 7 fr. l'aune : on veut savoir combien valent les 68 aunes. Pour cela faire, il faut poser les 68 aunes, et poser le multiplicateur 7 sous le dernier chiffre, puis multiplier les 68 par 7, disant 7 fois 8 font 56, poser 6 sous le 7, et retenir 5, puis dire 7 fois 6 font 42, et 5 de retenus font 47, qu'il faut poser à côté du 6 en rétrogradant de droite à gauche ; on trouvera que les 68 aunes à 7 francs l'aune, se montent à 476 fr.

Second exemple où le Multiplicateur est de deux chiffres.

ON veut savoir combien valent 345 pièces de vin, à raison de 32 fr. la pièce : il faut proposer le nombre

EXEMPLE.
345 pièces
à 32 fr.

690 fr.
1035
11040

à multiplier, qui est 345, puis poser le multiplicateur 32 dessous, et faire une petite barre dessous vos deux nombres, et multiplier 345 par 2, disant 2 fois 5 font 10, poser o directement sous le 2, retenir 1, et dire 2 fois 4 font 8 et 1 font 9, qu'il faut poser sous le 3, et dire 2 fois 3 font 6, qu'il faut poser à côté du 9 : le premier produit se monte à 690 fr. : ensuite multiplier les 345 par 3, disant 3 fois 5 font 15, poser 5 sous le 9, et retenir 1 ; dire 3 fois 4 font 12 et 1 font 13, poser 3 sous le 6, et retenir 1 ; ensuite 3 fois 3 font 9, et 1 font 10, il faut poser o et avancer 1, et faire addition des deux produits, on aura 11040 fr. pour la valeur de 345 pièces de vin, à raison de 32 fr., comme il se voit par cet exemple.

Manière de réduire les louis en livres, les livres en sous, et les sous en deniers.

ON donne 15 louis de 24 liv. à réduire en deniers : il ne faut d'abord multiplier les 15 louis par 24 livres, il viendra 360 livres, qu'il faut multiplier par 20 sous, il viendra 7200 sous, qu'il faut multiplier par 12 pour avoir des deniers, il viendra 86400 deniers, comme on voit par l'exemple suivant ; et lorsqu'on veut réduire les deniers en sous, et les sous en livres, prenez les deniers par le douzième, il viendra des sous ; et pour en faire des livres, il faut retrancher le dernier chiffre, prendre la moitié des autres, il vient des livres : il faut donc prendre le douzième de 86 qui est 7, et le douzième de 24 qui est 2, y ajouter les deux zéros, on trouve 7200 sous, desquels retranchant le dernier zéro, et prenant la moitié des autres, il viendra 360 liv., dont on peut prendre le vingt-quatrième pour trouver des louis ; mais comme il n'est pas facile de le prendre tout de suite, il faut prendre le quart, qui est 90, et le sixième du quart produira 15 louis, comme on le voit dans l'exemple ci à côté.

EXEMPLE.
15 louis.
24 liv.

60 l.
30

360 l.
20 s.

7200 s.
12 d.

86400 d.

EXEMPLE.
86400 d.
7200 s.
360 l.
90
15 louis.

Table des parties Aliquotes de 20 sous pour faire des livres, et de 24 deniers.

Pr. 10 s. prenez la moitié.	Pr. 8 deniers le tiers.
Pr. 5 s. le quart.	Pr. 4 den. le sixième.
Pr. 4 s. le cinquième.	Pr. 2 den. le douzième.
Pr. 2 s. le dixième.	Pr. 11 d. le tiers et le 8°.
Pr. 1 s. le vingtième.	Pr. 10 d. le tiers et le 12°.
Pr. 6 s. 8 den. le tiers.	Pr. 9 d. 3 fois le huitième.
Pr. 3 s. 4 den. le sixième,	Pr. 7 d. le sixième et le 8°.
Pr. 2 s. 6 den. le huitième.	Pr. 5 d. le huitième et le 12°
Pr. 1 s. 8 den. le douzième.	Pr. 3 den. le huitième.

Multiplication par livres, sous et deniers par parties Aliquotes.

EXEMPLE.

346 aunes
à 37 l. 15 s 6 d.

2422 l.
1038
173
86 10 s.
8 13

13070 l. 3 s.

ON veut multiplier 346 aunes par 37 l. 15 s. 6 d. Il faut multiplier 346 par 37, et laisser les deux produits sans les ajouter, puis prendre pour 10 s. la moitié de 346, il viendra au produit 173 ; et pour les 5 s. prendre le quart, il viendra 86, reste 2, qui valent 10 s. qu'il faut doubler aux sous ; et pour les 6 deniers il faut prendre le quart de 34 qui est 8, qu'il faut devancer d'un chiffre, reste 2, qu'il faut retenir dans sa mémoire : et le dernier chiffre qui est 6, il faut le doubler aux sous, et en prendre le quart qui est 3 s., et les deux quarts de livre qu'on a retenus, qui font 20 s. et 3 font 23, qu'il faut poser aux sous, et ayant ajouté ces produits, on voit que 346 aunes multipliées par 37 l. 15 s. 6 d. font 13070 l. 3 s., comme on le voit par cet exemple.

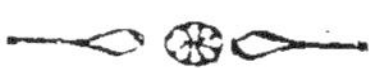

Autre Multiplication par livres, sous et deniers, plus courte et plus aisée que la précédente.

EXEMPLE.

```
          1
          ───
  346     7
à  37 l. 15 s. 6 d.
  ─────────
  2422 l.
 1038
  242     4 s.
   17     6
    8     13
  ─────────
 13070 l.   3 s.
```

IL faut commencer comme à la précédente, multiplier 346 par 37, et laisser les deux produits sans les ajouter : pour 15 s. il en faut prendre 7, qu'il faut mettre sur le 7, et tirer un trait comme à l'exemple ci-joint, et multiplier 346 par 7, disant, 7 fois 6 font 42 : faut doubler aux sous, retenir 4, dire 7 fois 4 font 28, et 4 de retenus font 32 ; il faut poser 2 aux livres et retenir 3, puis dire 7 fois 3 font 21 et 3 font 24, et pour 1 s. prendre la moitié de 3 qui est 1, qu'il faut devancer d'un chiffre : puis la moitié de 14 est 7, qu'il faut poser après 1, et la moitié de 6 est 3, qu'il faut doubler aux sous ; et pour les deniers, il faut prendre la moitié du produit des sous, disant la moitié de 17 est 8, qu'il faut poser sous le 7, reste 1 qui vaut 10, qu'il faut porter aux sous ; puis la moitié de 6 est 3, et 10 font 13, et additionnant tous ces produits, on trouve 13070 l. 3 s. Ces deux Règles peuvent servir de preuve l'une pour l'autre.

Table des parties Aliquotes de 12 deniers : pour faire des sous, il faut prendre :

Pour 6 deniers la moitié.
Pour 3 le quart.
Pour 4 le tiers.
Pour 2 le sixième.
Pour 1 le douzième.
Pour 11 les 2 tiers et le quart.

Pour 10 la moitié et le tiers.
Pour 9 les trois quarts.
Pour 8 les deux tiers.
Pour 7 le tiers et le quart.
Pour 5 le quart et le sixième.

EXEMPLE.

```
1237 aunes
à 6 den.
──────────
 6  8 l. » s.  6 den.
30 18      6
```

Quoique les parties Aliquotes de 12 ne donnent que des sous, il faut pourtant les mettre en livres afin de savoir à combien montent vos produits : par exemple 1237 aunes à 6 deniers, il faut prendre la moitié de 1237, qui font

6i8 s. 6 d. Pour en faire des livres, faut retrancher le dernier chiffre de 6i8, qui est 8, et prendre la moitié des autres, il viendra 30 liv. ; il reste 1 qui vaut 10, lesquels étant joints au 8, font 18. On voit que 1237 aunes a 6 deniers, montent à 30 liv. 18 s. 6 den.

DIVISION — 4.ᵉ *Règle.*

LÁ Division est composée de trois nombres, du nombre à diviser, du Diviseur et du Quotient ou Produit. Je suppose quarante-cinq personnes qui ont 3i5 fr. à partager ; on veut savoir combien ils doivent avoir chacun ; pour cela faire, je pose le nombre à diviser, qui est de 3i5, au bout duquel je tire une petite barre, sur laquelle je pose le Diviseur qui est de 45 ; et ayant placé le nombre à diviser et le Diviseur à leur place, je dis en 3i combien de fois 4, il y est 7 fois, que je pose au Quotient, par lequel je multiplie le Diviseur, disant 7 fois 5 font 35, je dis de 35 quitte, je pose zéro sous le dernier chiffre du nombre à diviser, et retiens 3 ; puis je dis 7 fois 4 font 28, et 3 font 3i, que je trouve au nombre à diviser, et je dis de 3i quitte.

Exemple.

Le nombre à diviser.	Diviseur.
3i5	45
00	7
	Quotient.

Second Exemple de Division, où le Diviseur est de plusieurs chiffres.

AYant posé le nombre à diviser et le Diviseur chacun à leur place, selon l'ordre de la Division, je dis en 12 combien de fois 3, il y est naturellement 4, mais il ne peut y entrer que 3, que je pose au Quotient, par lequel je multiplie le Diviseur, disant 3 fois 6 font 18, et je viens au nombre à diviser, dont le quatrième chiffre est zéro, je prends 2 sur le 8, et dis, de 20 ôte 18, reste 2, que je pose sous le zéro. Il faut observer qu'il faut retenir 2, qui est la même valeur que vous prenez sur le 8 : il faut considérer

ᵃussi combien il y a de chiffres au Diviseur : s'il y en a
ᵗrois, il faut pointer le troisième chiffre du nombre à
diviser ; mais comme 3 ne peut se prendre dans 1 , il faut
pointer le quatrième, sous lequel il faut poser le nombre
qui reste ; ayant posé le 2 sous le zéro et retenu 2 , je dis
3 fois 4 font 12 , et 2 de retenus , font 14 , de 18 restent 4 ,
que je pose sous le 8 , et retiens 1 : et en continuant , je
dis 3 fois 3 font 9 , et 1 de retenu , font 10 , de 12 restent 2 ,
que je pose sous le 2 : il reste encore 2422 à diviser : je fais
descendre 2 , qui est le dernier chiffre du nombre à diviser , et je dis en 24 combien de fois 3 , il y est 8 , mais il
ne peut y entrer que 7 , que je pose au Quotient , par lequel je multiplie encore le Diviseur , et je dis 7 fois 6 font
42 , de 42 quitte , je pose o sous le 2 , et retiens 4 : puis
7 fois 4 font 28 , et 4 de retenus , font 32 , je pose o sous

	EXEMPLE.	l'autre 2 , et retiens 3 : et 7 fois 3 font 21 ,

EXEMPLE.

12802	346
2422	37
000	

l'autre 2 , et retiens 3 : et 7 fois 3 font 21 ,
et 3 font 24 , de 24 quitte : ainsi 12802 l.
divisées par 346 , font 37 l. justes , comme
on le voit ci à côté. Cette Règle est la
preuve du second exemple de la Multiplication.

EXEMPLE. *Division par livres , sous et deniers.*

13070	346 s.	
2690	37 l.	
reste 268		
20		
5363	15 s.	
190		
173		
12		
2076	6 d.	
00		

ON me donne à diviser
13070 liv. 3 s. par 346 :
ayant posé mon nombre à diviser et mon diviseur chacun
à leur place , je dis en 13
combien de fois 3 , il ne peut
y entrer que 3 , que je pose
au quotient , par lequel je
multiplie le diviseur : il reste
2690 , qu'il faut encore diviser par 346 , je dis en 26 com-
bien de fois 3 , il ne peut y entrer que 7 , que je pose au
quotient à la suite du 3 , et je multiplie le diviseur par 7 :
il me reste 268 l. qui ne peuvent être divisées par 346 , il
faut les multiplier par 20 , et y ajouter les 3 s. pour en faire
des sous , il vient au produit 5363 s. qu'il faut diviser par
346 , il viendra 15 au quotient , et reste 173 s. qu'il faut

multiplier par 12 , il viendra au produit 2076 den. qu'il faut aussi diviser par 346 , il viendra au quotient 6 den. et ne reste rien. Cette Règle est la preuve des deux multiplications par livres , sous et deniers.

RÈGLE DE TROIS.

Si 24 aunes valent 128 fr. combien en coûteront 18.

ON nomme la Règle de Trois , parce qu'elle est composée de trois nombres pour en trouver un quatrième que l'on cherche. Il faut toujours que le premier soit semblable au troisième ; si le premier est des aunes , il faut que le troisième soit des aunes ; si le second est des francs , il faut que le quatrième soit des francs.

Si 18 aunes coûtent 96 francs , combien coûteront 24.

Par exemple , si 128 aunes ont coûté 18 fr. , pour savoir combien coûteront 124 aunes , il faut multiplier le second nombre par le troisième , c'est-à-dire , 128 par 18, il vient au produit 2304 , qu'il faut diviser par 24 , qui est le premier nombre , il vient au quotient 96 fr. qui est le prix de 18 aunes. Pour faire la preuve , il faut faire une autre Règle de Trois contraire , en disant : Si 18 aunes ont coûté 96 fr. combien coûteront 24 et ayant fait l'opération , on voit que 24 aunes coûtent 128 francs.

RÈGLE DE COMPAGNIE.

CEtte Règle se pratique ordinairement entre les Banquiers , Financiers et Marchands , pour donner à chacun des Associés ce qui lui appartient du gain qui s'est fait ensemble dans la société : où ils ont fait profit de 408 francs. On veut savoir le gain de chacun à raison de sa mise : pour cela il faut faire addition des trois mises , puis par Règle de Trois , dire :

Si 1632 ont gagné 408 fr. combien gagneront 624.
C'est ce que l'on verra par les trois opérations ci-dessous.

		624 fr. 254592	1632
Le premier,	624 fr.	1632 9139	156
Le second ,	552	816 9792	
Le troisième,	456	2448 0000	
	1632 fr.	254592	

La première Règle de Trois faite, on voit que le premier a gagné 156 fr. Il faut faire une seconde Règle de
Trois, on verra que le second gagne 138 fr. Il faut encore
faire une troisième Règle de Trois, et le troisième gagnera
114 fr. Pour faire la preuve, il faut mettre les trois gains
l'un sous l'autre, les additionner comme ci-dessous, où
l'on voit que le profit réuni des Associés est semblable au
total du gain.

Si 1632 ont gagné 408 fr. combien gagneront 552.

	552 fr.	225216	1632
	816	6201	138
	2040	13056	
	2040	0000	
	225216		

Si 1632 ont gagné 408 fr. combien gagneront 456.

	456 fr.	186048	1632	Preuve.
	2448	2284	114	156 fr.
	2040	6628		138
	1632	0000		114
	186048			408

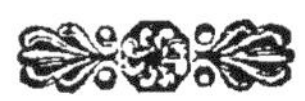

INSTRUCTION NOUVELLE

Pour se perfectionner, en très-peu de temps, à apprendre facilement à compter en décimales toutes sortes de sommes.

NOUVEAU TARIF.

Prix que doit valoir le Mètre d'après celui de l'aune.

A un sou l'aune, le mètre vaut quatre centimes.
A deux sous l'aune, le mètre vaut huit centimes.
A trois sous l'aune, vaut un décime trois centimes.
A quatre sous, vaut un décime sept centimes.
A cinq sous, vaut deux décimes un centime.
A six sous, vaut deux décimes cinq centimes.
A sept sous, vaut deux décimes neuf centimes.
A huit sous, vaut trois décimes quatre centimes.
A neuf sous, vaut trois décimes huit centimes.
A dix sous, vaut quatre décimes deux centimes.
A onze sous, vaut quatre décimes six centimes.
A douze sous, vaut cinq décimes un centime.
A treize sous, vaut cinq décimes cinq centimes.
A quatorze sous, vaut cinq décimes neuf centimes.
A quinze sous, vaut six décimes trois centimes.
A seize sous, vaut six décimes sept centimes.
A dix-sept sous, vaut sept décimes deux centimes.
A dix-huit sous, vaut sept décimes six centimes.
A dix-neuf sous, vaut huit décimes
A une livre l'aune, le mètre vaut huit décimes quatre centimes.

DE L'ADDITION.

L'addition est l'assemblage de plusieurs parties du même genre pour en faire un tout.

Pour ajouter ensemble ces quantités, 4852 fr. 791. 4 fr. 007. 2 fr. 7. 0, fr. 904 ; il faut écrire en colonne les nombres entiers suivant leur valeur et comme à l'ordinaire, en sorte que les virgules soient en colonne : il faut écrire de suite leurs fractions, et les compter comme les entiers, en observant que la virgule se trouve au total dans la même colonne.

<table>
<tr><td colspan="2">Premier exemple.</td><td colspan="2">Second exemple.</td></tr>
<tr><td colspan="2">franc ou livre.</td><td colspan="2">mètres.</td></tr>
<tr><td>4852,</td><td>791</td><td>49,</td><td>795</td></tr>
<tr><td>4,</td><td>007</td><td>76,</td><td>096</td></tr>
<tr><td>2,</td><td>7</td><td>7,</td><td>509</td></tr>
<tr><td>0,</td><td>904</td><td>8,</td><td>706</td></tr>
<tr><td>Total . . . 4859,</td><td>502</td><td>187,</td><td>106</td></tr>
</table>

Troisième exemple.

kilogr.	hectogr.	décagr.	gramme.	décigr.	centigr.
34	5	9	8	9	8
54	3	3	7	4	6
2	3	9	4	6	9
99	7	8	5	6	8
186	1	1	6	8	1

Le total de ce troisième exemple est 186 kilogrammes, 1 hectogramme, 1 décagramme, 6 grammes, 8 décigrammes, 1 centigramme.

DE LA SOUSTRACTION.

Soustraire, signifie *retrancher*, *ôter*, *déduire*.

La soustraction se fait en arrangeant les quantités données de la même manière, et on opère comme sur les entiers.

	1 *Exemple.*		2 *Exemple.*		3 *Exemple.*	
Dette	94,	5	461		74	4
Oter	17,	4	90	346	13	72
Reste	77,	1	370	654	60	32
Preuve	94,	5	461	000	74	4

Dans le second exemple, on a supposé des zéros à la place des décimes, dans le nombre d'en haut.

La preuve de l'addition et de la soustraction se fait comme aux nombres entiers.

Quatrième exemple.

De 49 francs 8 centimes, ôter 16 francs 8 décimes et 9 centimes, il restera 32 francs 1 décime et 9 centimes, comme on le voit ci-après :

```
De     49, 08
Oter   16, 89
       ______
       32, 19
```

DE LA MULTIPLICATION.

Multiplier, c'est ajouter un nombre (qu'on appelle *Multiplicande*) à lui-même autant de fois que l'unité est contenue dans un autre qn'on appelle *Multiplicateur*.

La multiplication se fait précisément comme celle des nombres entiers, sans prendre garde d'abord à la position des virgules ; lorsqu'on a pris la somme des produits, il faut séparer du produit total, par une virgule, autant de chiffres sur la droite qu'il y a de décimales au multiplicande et au multiplicateur.

1 *Exemple.*	2 *Exemple.*	3 *Exemple.*
3,7X4,12	3,02,X2,23	,042X,018
37	3024	,042
412	223	,018
2884	9072	,336
1236	6048	42
15,244	6048	,000,756
	674352	

Dans ce troisième exemple, j'ai multiplié les trois décimales 042 par les trois autres 018, ce qui me doit donner six décimales au produit; c'est pourquoi j'ai été obligé d'ajouter trois zéros au produit 756, afin d'en avoir six au produit, comme il en devait contenir.

Première question.

Si le mètre de drap vaut 34 francs 9 décimes, savoir le

prix de 24 mètres 6 décimètres et 5 centimètres. On trouve 060 fr. et 28 centimes, on a négligé la troisième décimale.

```
 246,5  |
  34,9  |
--------|  Nota. Comme le multiplicande contient
 22185  |  deux décimales, et le multiplicateur une, le
  9860  |  produit en contient trois.
  7895  |
--------|
860,285 |
```

Deuxième question.

Si le décagramme d'argent vaut 12 francs 5 décimes 8 centimes : combien 9 décagrammes, 9 grammes, 6 décigrammes, et 5 centigrammes.

```
 12,58  |           Opération.
  9,955 |  Nota. Le multiplicande et le multiplicateur
--------|  contenant à eux 5 décimales, il faudra en re-
  6290  |  trancher 5 du produit, et on aura 125 francs
  7548  |  et 36 centimes.
 11322  |     La réponse est de 125 francs et 35 centimes,
 11322  |  ou 125 francs 36 centimes pour les 97,100000
--------|  négligés.
125,35970|
```

Troisième question.

Si le litre (pinte ou litron) vaut 1 franc 5 décimes, combien 45 décalitres, 9 litres, et 8 décilitres ?

Nota. Le décalitre vaut 10 litres : ainsi les 45 font 450 litres, et 9 font 459 litres 8 décilitres, à multiplier par 15 fr.

```
 45,98  |
    15  |     Le produit donne 68,970 : ce qui fait 68 fr.
--------|  et 97 centimes pour la valeur des 45 décalitres,
 22990  |  9 litres, et 8 décilitres.
  4598  |
--------|
 68,970 |
```

DE LA DIVISION.

Diviser, c'est retrancher un nombre qu'on appelle *di-viseur* ; autant de fois qu'il le peut être, d'un autre qu'on nomme *dividende*, ou bien c'est chercher combien le *dividende* contient de fois le *diviseur* ; ou autrement combien le *diviseur* est contenu dans le *dividende*. Le nombre qui marque combien de fois le *diviseur* a dû se soustraire du *dividende*, ou combien de fois le *dividende* contient le *diviseur*, se nomme *quotient*.

La division des fractions décimales est aussi la même que celle des entiers ; mais après avoir trouvé le quotient, il en faut séparer par une virgule autant de chiffres sur la droite qu'il y a plus de décimales dans le dividende que dans le diviseur. Ainsi dans le premier exemple, où l'on a divisé 8,445 par 322 comme aux nombres entiers, il est venu 26 pour le quotient, dont on a séparé par une virgule le dernier chiffre 6, parce qu'il n'y a qu'une décimale de plus dans le dividende que dans le diviseur.

Premier exemple.

$$\left. \begin{array}{c} 8445 \\ \hline 2005 \\ 73 \end{array} \right\} \begin{array}{c} 322 \\ \hline 2,6 \end{array}$$

Lorsque le dividende contient autant de décimales que le diviseur, le quotient n'a alors que des entiers, comme dans les exemples ci-après :

Deuxième exemple.

$$\left. \begin{array}{c} 54\ 48 \\ \hline 908 \end{array} \right\} \begin{array}{c} 4\ 54 \\ \hline 12 \end{array}$$

Troisième exemple.

$$\left. \begin{array}{c} 143,997 \\ \hline 000\ 000 \end{array} \right\} \begin{array}{c} 16,333 \\ \hline 9 \end{array}$$

MODÈLE DE LETTRE DE CHANGE.

Au Sieur M... demeurant à Lyon.

AU premier Avril prochain, il vous plaira payer par cette lettre de change, au Sieur M.., marchand de cette ville, ou à son ordre, la somme de deux mille francs, valeur reçue en marchandises qu'il m'a aujourd'hui vendues, que je passerai en compte au Sieur R... comme par avis de votre dévoué, etc.

Fait à... le... an...

MÉTHODE TRÈS-FACILE

Pour apprendre à bien connaître les Chiffres Arabes et Romains.

Chiffres Arabes.		Romains	Chiffres Arabes.		Romains
Un	1	I	Trente-deux	32	XXXII
Deux	2	II	Trente-trois	33	XXXIII
Trois	3	III	Trente-quatre	34	XXXIV
Quatre	4	IV	Trente-cinq	35	XXXV
Cinq	5	V	Quarante	40	XL
Six	6	VI	Cinquante	50	L
Sept	7	VII	Soixante	60	LX
Huit	8	VIII	Soixante-dix	70	LXX
Neuf	9	IX	Quatre-vingt	80	LXXX
Dix	10	X	Quatre-vingt-dix	90	XC
Onze	11	XI	Cent	100	C
Douze	12	XII	Deux cents	200	CC
Treize	13	XIII	Trois cents	300	CCC
Quatorze	14	XIV	Quatre cents	400	IVC
Quinze	15	XV	Cinq cents	500	D
Seize	16	XVI	Six cents	600	DC
Dix-sept	17	XVII	Sept cents	700	DCC
Dix-huit	18	XVIII	Huit cents	800	DCCC
Dix-neuf	19	XIX	Neuf cents	900	IXC
Vingt	20	XX	Mille	1000	M
Vingt-un	21	XXI	Deux mille	2000	MM
Vingt-deux	22	XXII	Cinq mille	5000	VM
Vingt-trois	23	XXIII	Dix mille	10000	XM
Vingt-quatre	24	XXIV	Vingt mille	20000	XXM
Vingt-cinq	25	XXV	Cinquante m.	50000	LM
Vingt-six	26	XXVI	Cent mille	100000	CM
Vingt-sept	27	XXVII	Deux cent m	200000	CCM
Vingt-huit	28	XXVIII	Trois cent m	300000	CCCM
Vingt-neuf	29	XXIX	Quatre cent m	400000	IVCM
Trente	30	XXX	Cinq cent m.	500000	DM
Trente-un	31	XXXI	Million	1000000	XCM

LE CABINET D'ÉLOQUENCE.

OU

LA MANIÈRE D'ÉCRIRE DES LETTRES.

LETTRE D'UN FILS A SON PÈRE.

MON TRÈS-CHER PÈRE,

Toutes les lettres que je reçois de vous m'étant autant d'instructions pour ma conduite et mon éducation dans les bonnes mœurs, je me persuade bien aussi que je ne puis mieux faire que d'en suivre les maximes : c'est à quoi je travaille de mon mieux ; si je ne vais pas si vîte que je le souhaite pour votre satisfaction et mon avantage, au moins je fais mon possible pour cela ; n'ayant point de plus forte passion que celle de vous contenter, et de vous marquer par mes soumissions et mes obéissances, que je suis,

Mon très-cher Père,

Votre très-humble, très-obéissant **et très**-respectueux serviteur et fils

AUTRE.

MON TRÈS-CHER PÈRE,

J'Ai reçu avec beaucoup de joie la lettre que vous m'avez fait l'honneur de m'écrire, par laquelle vous m'apprenez que vous êtes en bonne santé ; votre silence commençait à m'inquiéter ; je craignais que vous ne fussiez malade, car vous n'avez pas coutume de laisser passer un temps si long sans m'écrire. Je suis ravi que vous ayez réussi dans l'affaire dont vous me parlez, puisque c'est votre satisfaction : je n'aurai jamais d'autre volonté que la vôtre ; pourvu que vous soyez content, je m'estimerai le plus heureux des hommes. Vous n'avez point une santé bien affermie, et je crains qu'un travail pénible ne soit capable de vous nuire : ménagez-vous donc, je vous en prie pour une famille à qui vous êtes nécessaire, et sur-tout conservez-vous pour un fils dont la vie dépend de la vôtre, et qui est avec un profond respect.

    Mon très-cher Père,

        Votre très-humble, etc.

LETTRE D'UN FILS A SA MÈRE.

MA TRÈS-CHÈRE MÈRE,

JE vous suis très-humblement obligé des salutaires avis que vous me donnez, et vous promets que je les suivrai fort soigneusement ; je suis ravi que vous soyiez en parfaite santé, je vous prie de la ménager. La lettre que vous m'avez fait l'honneur de m'écrire, m'a été d'une grande consolation dans le chagrin que j'ai de me voir éloigné de vous ; j'accepte avec plaisir l'offre que vous me faites de pourvoir à mes petits besoins, je m'adresserai à vous plus librement qu'à mon Père ; vous savez qu'un jeune homme a toujours besoin d'argent, sur-tout à Lyon, où l'on gagne si peu, que l'on est obligé de s'endetter ou de languir comme je fais. Je souhaite que mon éloignement ne diminue point votre amitié et votre tendresse pour moi ; j'aurai toujours le même attachement, et serai toute ma vie, après un profond respect,

    Ma très-chère Mère,

        Votre très-humble, etc.

LETTRE D'UNE JEUNE FILLE A SA MÈRE.

MA TRÈS-CHÈRE MÈRE,

LE chagrin que je ressens augmente à chaque moment de me voir éloignée d'une si tendre Mère ; malgré tous les bons soins et tous les égards qu'on a pour moi ici je suis d'une si noire mélancolie, que je me rends insupportable à moi-même. J'ai remis en arrivant la Lettre dont vous m'aviez chargée en partant, pour Madame P****, laquelle m'a fait beaucoup de politesses : j'aurais tout lieu d'être contente, si je n'étais point séparée de vous ; ce qui me donne quelqu'espèce de consolation, c'est que j'espère de m'entretenir souvent avec vous par mes lettres. Le soin d'ailleurs que je me suis proposé de prendre pour vous plaire par toutes mes actions, me donne lieu de croire que vous voudrez bien m'aimer toujours, me considérer comme une fille qui sera toute sa vie avec infiniment d'amour, de tendresse et de respect,

Ma très-chère Mère,

Votre très-humble, etc.

LETTRE A UNE SŒUR.

MA TRÈS-CHÈRE SŒUR,

VOulez-vous bien que je vous reproche votre silence ; mais je l'attribue à vos affaires. J'aurais cru que le mariage n'aurait point séparé l'étroite amitié qui a toujours été entre vous et moi ; quoique nous soyons éloignés l'un de l'autre, je ne crois pas que cela doive former un oubli pareil, d'autant plus qu'on peut s'entretenir par lettres. Ne soyez pas fâché, je vous prie, ma chère Sœur, de ce petit reproche, et croyez qu'il ne part que d'un fond de tendresse que j'ai toujours conservée pour vous, et qui sera éternellement gravée dans mon cœur ; je vous prie d'en être persuadée, et comptez que je suis toujours avec tendresse,

Ma très-chère Sœur,

Votre Frère.

LETTRE POUR SERVIR DE RÉPONSE.

MON TRÈS-CHER FRÈRE,

NE m'accusez point, je vous prie, de froideur : si j'ai gardé le silence jusqu'à présent, et si je ne vous ai pas donné de mes nouvelles, c'est qu'une petite indisposition qui m'est survenue depuis quelques jours, m'en a empêchée : vous m'avez prévenue, j'allais vous écrire quand j'ai reçu votre lettre. Vous pouvez être assuré que l'éloignement ne sera jamais capable de diminuer rien de l'amitié que j'ai pour un Frère dont le souvenir m'est si cher, qu'il fait toute ma félicité. Il est vrai que les soins d'un ménage occupent beaucoup l'esprit ; mais malgré tout cela, il n'y a point d'occupation qui puisse m'ôter le sou-

venir de l'étroite amitié que nous avons toujours eue, et
que je garderai tout le temps de ma vie. Je ne vous veux
pas de mal du petit reproche que vous me faites, an contraire, cela me rappellera à mon devoir envers un Frère
à qui j'ai beaucoup d'obligations; je m'oublierais plutôt
moi-même que de vous oublier jamais; et suis, avec la
plus tendre amitié,

    Mon très-cher Frère,

                Votre Sœur.

LETTRE DE COMPLIMENT.

MONSIEUR,

L'Honneur de votre amitié m'est si cher, que je ne
pense qu'aux moyens de le mériter par mes services;
mais comme l'occasion ne se rencontre jamais, faites que
vos commandemens exercent ma bonne volonté; j'at-
tendrai donc cette faveur, afin que je puisse me dire
véritablement,

    Monsieur,

           Votre très-humble et très-
              obéissant Serviteur.

LETTRE D'EXCUSE.

IL doit m'être bien honteux, mon cher Monsieur, de
vous avoir tant d'obligations, et d'avoir attendu si tard
à vous témoigner combien j'y suis sensible. Des affaires,
et je ne sais combien de conjectures qui se succèdent,
me laissent si peu de loisir, que je suis obligé de quitter un
devoir pour un autre devoir, et souvent même je suis
contraint de manquer à celui qui me serait le plus agréa-
ble. Je vous proteste que je me fais un grand plaisir de
m'en acquitter auprès de vous, et de vous marquer combien je vous estime et vous honore, et la passion que j'ai
de vous témoigner que je suis avec un zèle sincère et un
respect inviolable,

    Monsieur,

           Votre très-humble, etc.

BILLET SOLIDAIRE.

NOus paierons solidairement au porteur la somme de... valeur reçue comptant du sieur... Fait à... le... an...

BILLET AU PORTEUR.

JE paierai au porteur la somme de... valeur reçue comptant du sieur.. Fait à... le.. an.. Pour ladite somme de..

BILLET A ORDRE EN MARCHANDISES.

AU premier Août prochain fixe, je paierai à Monsieur N.., marchand à.., ou à son ordre, la somme de... pour marchandises qu'il m'a fournies. A... le... an...

Nota. Ainsi il faut, dans tous les Billets payables à ordre ou au porteur, déclarer de quelle nature et valeur on recevra, et le nom à ceux de qui on aura reçu, conformément à l'Ordonnance du mois de Mars 1763.

QUITTANCE DES ARRÉRAGES POUR RENTES.

JE soussigné confesse avoir reçu du sieur .. la somme de.. pour une année d'arrérages de la rente de... qu'il me doit, échue au mois de... dernier, de laquelle somme je tiens quitte ledit sieur... pour ladite année. A... ce... etc.

Nota. Pour fournir des Lettres de change de pareille somme, il n'y a que deux sortes de billets, qui sont semblables à ceux des commerçans.

F I N.

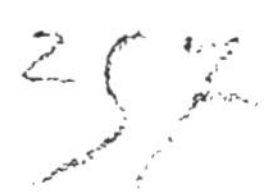